DES INDICATIONS

PARTICULIÈRES

DE

L'EAU DE MAUHOURAT

PAR

LE DOCTEUR J. C. MOINET

MÉDECIN CONSULTANT AUX EAUX DE CAUTERETS

Ancien médecin-major de la marine,
Membre titulaire de la Société d'Anthropologie de Paris,
De l'Association médicale de Cauterets, etc.,
Chevalier de la Légion d'honneur, etc.

PARIS

G. MASSON, ÉDITEUR,

Libraire de l'Académie de médecine, 17, place de l'École de médecine.

PAU ET CAUTERETS

G. CAZAUX, libraire-éditeur

1874

TARBES, IMPRIMERIE TH. TELMON.

AVANT-PROPOS

Tous les médecins savent quelles affections peuvent être traitées par les eaux sulfureuses en général,
mais tous ne sont pas également fixés sur celles que
l'on peut traiter le plus avantageusement dans chaque station. Cela n'a rien d'étonnant, si l'on songe
que les médecins hydropathes eux-mêmes ne sont pas
encore parvenus à formuler d'une manière bien nette à
quelle source de leur propre station ressortit telle
ou telle maladie chronique, et dans un même genre
de maladie telle ou telle nuance particulière. La
médecine thermale n'est pas arrivée à ce degré de
précision, malgré le grand nombre d'observations

cliniques et les raisonnements spéculatifs de nos devanciers du XVIIIme siècle.

Il importe donc de donner à cette branche de l'art une nouvelle impulsion, afin de lui fournir cette précision qui lui manque et qu'on est en droit de lui demander, à une époque où les sciences physiques et naturelles, marchant de perfectionnements en perfectionnements, peuvent lui fournir des éléments qui, jusqu'à ces vingt dernières années, lui avaient fait presque complètement défaut. Déjà, de nombreuses analyses chimiques, faites avec le plus grand soin, ont ouvert aux médecins des stations thermales des horizons nouveaux et leur ont permis de réaliser certains progrès dans le traitement hydro-minéral. En ce moment même, la plupart d'entre eux se livrent aux recherches les plus actives et brûlent de marquer dans cette voie de nouvelles étapes.

Nous ne leur marchandons pas nos éloges et nous tâchons de mettre notre activité à la hauteur de celle qui les pousse. Seulement, nous les engageons à ne pas trop faire de théories de prime-saut, à ne pas conclure immédiatement de la composition d'une eau que telle maladie en est tributaire absolue, ainsi que l'ont fait quelques-uns d'entre nous, le petit nombre heureusement; nous souhaitons plutôt que nos confrères se tiennent dans les strictes limites de la méthode expérimentale et ne s'aventurent à dogmatiser que lorsqu'ils pourront prouver que la pratique justifie leurs idées personnelles.

Le public médical français, notre grand public à nous, nous jugeant à l'œuvre, saura récompenser nos efforts et notre sincérité en continuant à nos stations pyrénéennes la faveur croissante dont elles jouissent depuis quelque temps.

Pour ce qui regarde le riche bassin de Cauterets, nous devons dire que cette faveur lui est prodiguée, surtout depuis quelques années, non-seulement parce que le corps médical y est actif, mais encore parce que la Compagnie fermière des eaux n'épargne rien pour y réunir tous les avantages que l'on peut retirer de l'hydrothérapie par l'eau naturelle et par les eaux minérales.

Convaincu personnellement que les travaux des

médecins de Cauterets doivent tendre à spécialiser, à préciser de plus en plus étroitement les indications de nos différentes sources, nous avons l'intention de faire sur chacune d'elles une monographie, dans laquelle nous ferons connaître les résultats que nous avons retirés, dans notre pratique, de leur emploi isolé ou combiné. Pour cette fois, nous allons nous occuper de la source de Mauhourat.

PREMIÈRE PARTIE

I

*Source et buvettes de Mauhourat, qualités physiques
de l'eau.*

La source de Mauhourat est située à 1075 mètres
d'altitude ; elle est à soixante mètres de distance
au-dessus de l'établissement du Pré, à un demi-
kilomètre au sud de la Raillère.

Elle émergeait autrefois d'un mauvais trou boueux
et dégageait une forte odeur sulfureuse, d'où son
nom de Mau-hourat. Ce mauvais trou a été nettoyé,
et l'on a creusé tout près une grotte à laquelle des malades à idées préconçues viennent demander le remède
qui doit guérir leurs maux et chercher en buvant une
solitude relative et un sûr abri contre le soleil, lorsqu'ils pourraient éviter les fatigues d'un chemin
long et malaisé en exécutant la prescription de leur
médecin à la buvette d'en bas.

Cette longueur et cette difficulté du chemin ont
justement inspiré à la Compagnie fermière la bonne

idée de faire descendre l'eau de Mauhourat sur un point où elle pût être abordable; la descente a été opérée de telle sorte que les propriétés thérapeutiques de la source ne s'en sont nullement trouvées altérées.

Le pavillon dans lequel se trouvent la buvette inférieure et une buvette pour l'eau des Œufs est situé près du pont de Benquès, auquel on arrive par une très-belle route, à peu près plane. Ce pavillon, qui devait être provisoire, devient insensiblement définitif à force d'oubli ou d'indifférence. Tous les ans, l'association médicale de Cauterets présente en vain à la société fermière, parmi ses autres vœux, celui de voir cette bicoque démolie et remplacée par une construction qui permette aux nombreux clients de notre source de ne pas perdre un temps précieux à la suite d'une queue fastidieuse, de boire sans se coudoyer et de prendre des gargarismes sans se couvrir réciproquement du liquide rejeté. Nous espérons que le conseil d'administration de la Société fera enfin droit au vœu du corps médical et aux réclamations parfaitement fondées du public (1).

La température de l'eau de Mauhourat est de cinquante degrés centigrades.

(1) Au moment de mettre sous presse, nous apprenons, de la bouche même du directeur des établissements, que la buvette actuelle sera démolie l'an prochain et remplacée par un joli pavillon, plus en harmonie avec le confort.

Son débit quotidien est d'environ vingt-deux mille litres. Les malades ne l'employant jusqu'à présent qu'en boisson et en gargarismes, on conçoit que la minime partie en soit consommée et que le reste soit absolument perdu. En 1873, l'Association médicale de Cauterets a présenté à la Société anonyme le vœu que l'eau de Mauhourat soit expérimentée sous forme de bains et de douches dans un établissement spécial, qui abriterait en même temps les eaux du Bois, en face de l'établissement des Œufs. Ce procédé pourrait, en effet, être utilisé dans certaines maladies chroniques dont nous parlerons plus loin.

La limpidité de l'eau de Mauhourat est parfaite ; elle est incolore, elle ne bleuit ni ne blanchit dans les réservoirs, pas plus que sur le sol où le trop-plein se répand.

Elle est onctueuse au toucher, ce qui s'explique par la matière organique qu'elle contient (environ quatre centigrammes par litre). Comme l'eau des autres sources de la station, après un certain temps de contact avec l'air et la lumière, elle dépose un amas végéto-animal, appelé barégine. Elle ne dépose pas de soufre.

Elle offre une odeur sulfureuse due au dégagement d'une certaine quantité d'acide sulfhydrique, odeur qui persiste encore assez longtemps, quoi qu'en dise notre honorable confrère, M. le docteur L. Byasson. Nous avons souvent constaté, sur les tables de notre hôtel et au domicile de nos malades, que l'eau prescrite froide pour les repas et recueillie dès le matin conservait encore à l'heure du dîner son odeur caractéristique, même lorsqu'elle était contenue dans des carafes non bouchées. Aussi recommandons-nous toujours à nos malades de la passer alternativement dans deux vases, en la versant de haut ou en l'agitant, afin qu'elle ne conserve ni l'odeur, ni la saveur sulfureuse, qui ne répugnent nullement quand l'eau est bue chaude et à jeun, mais qui blessent le goût et l'odorat lorsqu'on prend sa nourriture habituelle.

Elle a une saveur sulfureuse moins prononcée que la plupart des autres sources de Cauterets ; elle est légère à la bouche, selon l'expression des malades, et elle se boit plus facilement que toutes les autres ; certaines personnes la prennent même avec avidité et d'une façon abusive.

II

Qualités chimiques.

La densité de l'eau de Mauhourat est très-faible, comparativement aux eaux potables ; elle dépasse à peine d'un demi-millième celle de l'eau distillée.

Elle dégage spontanément de l'azote et une très-faible quantité d'acide sulfhydrique.

Elle est légèrement alcaline et ramène lentement au bleu le papier tournesol rougi par un acide. Plusieurs analyses des eaux de Cauterets ont été faites : la plus acceptée aujourd'hui est celle de MM. Filhol et Réveil (1), qui date d'une douzaine d'années. Nous ne sommes pas de ceux qui attribuent les qualités d'une eau minérale à tel ou tel élément chimique exclusivement et à priori, mais nous appartenons à ce groupe de médecins qui observent d'abord les faits cliniques et qui cherchent ensuite l'explication des résultats obtenus. Jusqu'à présent, la guérison constante de certaines affections n'a pu être que bien exceptionnellement rattachée à un élément prépondérant ; dans la plupart des cas, les cures sont plutôt dues à la combinaison de diverses substances, à la température, au dynamisme particulier et aux modes d'application du liquide. On peut, en hydrologie, renverser l'adage médical *naturam morborum curationes ostendunt* et dire *curationem natura morborum ostendit*, puisque, sans savoir exactement à quel remède on a affaire, nous constatons la disparition de maladies hàbituellement justiciables de certains médicaments dont l'action est bien déterminée. On est donc naturellement et logiquement amené à penser qu'il doit se trouver, dans

(1) Analyse chimique des sources sulfureuses thermales de Cauterets, par E. Filhol et O. Réveil (Paris, 1861).

ce remède, dans ce liquide minéral, un ou plusieurs principes, dont l'action curative est la même que l'action curative des médicaments connus ; on peut même quelquefois être amené à croire que les médicaments en question donnent à l'eau minérale ses propriétés particulières.

Eh bien ! nous sommes amenés à déclarer que les résultats obtenus à l'aide de notre eau de Mauhourat ne peuvent s'expliquer par l'analyse de MM. Filhol et Réveil, mais qu'ils laissent plutôt supposer que cette eau contient des principes médicamenteux du groupe minéral que le travail de ces Messieurs ne mentionne point ; nous croyons aussi que la proportion des éléments qu'ils ont trouvés n'est pas exacte. Cette corrélation, que nous cherchons entre la nature de l'eau de Mauhourat et les effets thérapeutiques que réalise son administration, nous apparait bien plus clairement et bien plus rationnellement dans l'analyse récente faite par MM. les docteurs Henri et Louis Byasson. Nous allons mettre sous les yeux de nos lecteurs le travail de nos honorés confrères et celui des deux chimistes mentionnés plus haut, afin de montrer la différence qui les distingue et de rendre plus intelligibles certaines réflexions que nous ferons dans le cours de ce travail. (1)

(1) Essai sur les causes des dyspepsies et sur leur traitement par l'eau minérale de Mauhourat, par le docteur Louis Byasson. (Paris, Germer-Baillère, 1874).

ANALYSE DE M. M. BYASSON POUR UN LITRE D'EAU.

Silicate de soude.............................	0ᵍʳ 0935
Sulfate de soude.............................	0 0314
Silicate d'alumine...........................	0 0260
Carbonate de soude..........................	0 0177
Sulfate de chaux.............................	0 0155
Hyposulfite de soude........................	0 0098
Chlorure de sodium..........................	0 0072
Chlorure d'aluminium........................	0 0054
Chlorure de lithium.........................	0 0038
Sulfure de sodium...........................	0 00015

Borate de soude:....
Sels de potasse, de } TRACES.
   magnésie et de fer.

Total!................   0ᵍʳ 21045

Matières organiques dosées par calcination au rouge-sombre...	0ᵍʳ 0330

Gaz pour 1,000 c. c. {
Azote......... 6ᶜ·ᶜ 1
Oxygène..... 3 3
Acide carbonique . 2 7

ANALYSE DE MM. FILHOL ET RÉVEIL POUR UN LITRE D'EAU.

Sulfure de sodium...........................	0ᵍʳ 0135
Sulfure de fer..............................	0 0004
Chlorure de sodium..........................	0 0800

Chlorure de potassium: }
Carbonate de soude ... } TRACES

A reporter........   0ᵍʳ 0939

	Report........	0^{gr} 0939
Sulfate de soude...............		0 0075
Silicale de soude...............		0 0625
Silicate de chaux...........		0. 0450
Silicate de magnésie...........		0 0007
Borate de soude, iodure de sodium........		
Fluorure de calcium, phosphate de chaux, phosphate de magnésie............	TRACES	
Total.............		0^{gr} 2096
Matière organique.............		0 0460
Gaz azote................		23^{cc} 90

Pour ce qui concerne la sulfuration, nous ferons remarquer avec MM. Byasson que, si l'on calcule le soufre de la quantité d'hyposulfite qu'ils ont trouvée et si l'on transforme le soufre total en monosulfure, l'on retombe sur le chiffre 0^{gr} 0120, très-voisin de 0^{gr} 0135 trouvé par Filhol et Réveil.

La prédominance marquée des silicates alcalins s'explique par la nature du terrain d'où la source jaillit : ce terrain est granitique.

En examinant attentivement le tableau de MM. Byasson, on est amené tout naturellement à tenir compte surtout des silicates alcalins, des sulfates de soude et de chaux et du carbonate de soude et à noter la présence de l'alumine et du chlorure de lithium.

Il résulte de cet examen que l'eau de Mauhourat est sulfureuse et alcaline, surtout alcaline. Nous admettons parfaitement l'appellation par laquelle nos deux confrères viennent de la désigner, et nous lui reconnaîtrons avec eux le titre d'eau alcaline silicatée et sulfatée sodique. Leur travail et ce nom nouveau donnent une idée beaucoup plus rationnelle que l'analyse de Filhol et Réveil de l'action exercée par l'eau de Mauhourat sur les maladies que nous examinerons plus loin.

III

Effets physiologiques et pathogéniques.

Si nous passons en revue les éléments ci-dessus énoncés, nous voyons qu'ils ont pour la plupart une action remarquable sur le tube digestif et sur les reins. L'alumine est, comme la magnésie, la soude et la chaux, un absorbant des acides ; le chlorure de sodium ou sel marin provoque la salivation et augmente l'appétit ; le soufre et ses dérivés stimulent à la fois l'appareil digestif, l'appareil respiratoire et la circulation générale ; le carbonate de soude produit également sur les fonctions digestives des effets excitants, qui tendent à les réveiller lorsqu'elles sont languissantes. Ces divers éléments, en portant leur action catalytique sur l'appareil des organes de la digestion, en facilitant la digestion des aliments et en rendant la nutrition plus active et plus complète, font de l'eau de Mauhourat un agent thérapeutique sérieux, dont le secours est utilisé dans certaines affections de l'estomac et de l'intestin.

La température de la source, qui s'élève à cinquante degrés, produit, elle aussi, sur l'appareil gastro-intestinal un effet stimulant, qui s'irradie à tout le système circulatoire, favorise les opérations ultimes de la nutrition dans les tissus et imprime aux éléments de la peau une activité nouvelle, se traduisant par une augmentation de calorique et par de la diaphorèse.

Les silicates alcalins, le borate de soude, le chlorure de lithium ont la propriété de favoriser la sécrétion rénale et de dissoudre l'acide urique ; le carbonate de soude est aussi un diurétique. On voit donc que Mauhourat, d'après la quantité de ces derniers corps qu'elle contient, doit favoriser et elle favorise en effet la sécrétion urinaire et l'expulsion des produits excrémentitiels, lesquels sont susceptibles de s'accumuler dans l'économie et de donner lieu à des maladies graves, localisées à l'appareil urinaire ou générales.

Cette eau minérale, refroidie et désulfurée, excite encore l'appétit, mais un peu moins manifestement, elle favorise encore la digestion, elle est aussi diurétique que bue à la source.

Contrairement aux autres sources de la station, elle n'a qu'une très-faible action pathogénique : trop peu alcaline pour produire des désordres dans les reins, elle l'est encore suffisamment pour dégorger le système vasculaire et défluxionner les organes congestionnés par son élément sulfureux ou congestionnés par l'élément sulfureux que contient l'eau des autres sources, administrées conjointement avec elles dans certains cas.

Son action diurétique et sa puissance diaphorétique ouvrent deux larges issues aux mouvements fluxionnaires : ce sont le rein et la peau.

Les malades qui la boivent en font souvent abus, mais ils ne sont jamais indisposés par son ingestion, à moins qu'ils n'en aient bu des quantités considérables, auquel cas elle peut produire des vomissements et des troubles intestinaux.

<h2 style="text-align:center">IV</h2>

Effets thérapeutiques. — Comparaison de Mauhourat avec Plombières.

Ce que nous avons dit des effets physiologiques de l'eau de Mauhourat fait pressentir quels effets thérapeutiques on en peut obtenir. En exerçant son action sur la circulation tout entière, en stimulant

2

les fonctions du tube digestif, en favorisant à travers les ramuscules veineux l'endosmose des éléments qui doivent remplacer les éléments similaires du sang, consumés par le travail de l'économie, elle est à la fois excitante, tonique, reconstitutive et résolutive, et elle convient à plusieurs sortes de maladies chroniques, ainsi qu'à certains états de débilité générale.

D'autre part, elle a une véritable action substitutive dans l'acception véritable du mot médical; en effet, elle modifie la muqueuse digestive et le fonctionnement des glandules stomacales, elle donne une impulsion critique à certaines dyspepsies résultant d'une insuffisance du suc gastrique ou de la production d'un liquide salin.

Elle exerce encore d'une autre manière son action substitutive dans certaines névroses de l'estomac et de l'intestin, dépendantes de la diathèse herpétique ; par son administration à l'intérieur, à doses même modérées, elle peut rappeler, soit sur le tégument externe, soit sur le tégument interne, une poussée dartreuse qui fait disparaître l'affection nerveuse et que l'on peut ensuite traiter spécialement et guérir.

Si l'on compare la composition chimique ainsi que les effets physiologiques et thérapeutiques de Mauhourat avec les éléments et les effets des autres sources alcalines de la France, on constate qu'aucune autre eau ne lui ressemble plus que celle de Plombières.

	Plombiè-res.	Mauhourat.	
		Filhol et Réveil.	Byasson.
Silicate de soude............	0,0510	0,0625	0,0935
Silicate d'alumine..........	....	....	0,0260
Silicate de chaux et de magné-sie........................	0,0450	0,0457	....
Acide silicique.............	0,0200	....	....
Total des éléments ayant pour base la silice..	0,1160	0,1082	0,1195
Sulfate de soude............	0,0510	0,0075	0,0314
Sulfate de chaux...........	....	....	0,0155
Hyposulfite de soude........	....	....	0,0098
Sulfure de sodium..........	....	0,0135	0,00015
Sulfure de fer..............	....	0,0004	traces
Total des éléments sul-fureux.............	0,0510	0,0214	0,05685
Bicarbonate de chaux.......	0,0180	....	....
Carbonate de soude.........	0,1880	traces	0,0177
Carbonate de fer...........	traces	....	traces
Chlorure de sodium.........	0,0150	0,0800	0,0072
Alumine....................	0,0008	....	....
Chlorure d'aluminium.......	....	....	0,0054

Comme on le voit, les éléments silicatés et alumineux se retrouvent en proportion égale dans les deux eaux de Plombières et de Mauhourat. On remarquera que l'alumine, à l'état simple dans l'eau de Plombières, se présente dans celle de Mauhourat sous la forme d'un chlorure et d'un silicate. La silice est relativement abondante dans toutes les deux.

Les éléments sulfureux y existent, représentés par les mêmes chiffres avec cette différence que ceux de Plombières affectent une seule forme, douée d'une grande fixité, tandis que ceux de Mauhourat sont multiples et laissent dégager une faible quantité d'acide sulfhydrique. La soude et la chaux, à l'état de carbonates et de sulfates, existent dans les deux eaux, ainsi que le chlorure de sodium.

Toutes les maladies que l'on traite par l'eau de Plombières peuvent être soignées à l'aide de l'eau de Mauhourat seule, à l'exception de certaines affections de matrice caractérisées par l'engorgement du col ou par des névroses, parce que l'eau de Mauhourat ne s'emploie qu'en boisson, tandis que l'eau de Plombières est administrée dans ces cas sous forme de douches et de bains; associée aux bains et aux douches de nos autres établissements, surtout le Petit-St-Sauveur, le Rocher et les Œufs, l'eau de Mauhourat remplit les mêmes indications.

Les affections nerveuses comme la gastralgie, la migraine provenant de désordres gastriques, la sciatique et le rhumatisme nerveux, les embarras intestinaux, la diarrhée chronique, les rhumatismes goutteux, tous traités à Plombières appellent également l'indication de Mauhourat, concurremment avec les sources que nous venons de nommer.

Enfin, Mauhourat contribue puissamment à améliorer ou à guérir certaines maladies des reins, de la vessie et de l'urèthre et certaines affections générales, diathésiques et autres, en éliminant les principes excrémentitiels accumulés, soit par l'intermédiaire des organes urinaires, soit par l'intermédiaire de la peau, et à ce titre elle doit être considérée comme un agent précieux de la médication dépurative.

V

Emploi de Mauhourat comme agent principal ou accessoire de traitement.

Les médecins de Cauterets peuvent employer seule l'eau de Mauhourat, mais souvent ils lui associent l'usage d'autres sources de la station, administrées en boisson et surtout sous forme de bains et de douches. On conçoit, en effet, que le secours de pareils moyens, si énergiques et si bienfaisants, soit utilisé. Lorsque, par exemple, le praticien cherche à substituer une poussée dartreuse sur la peau à une gastralgie herpétique, il est tout naturel de frapper fortement l'enveloppe cutanée, à l'aide d'une douche percutante à jet plein, et d'aider par ce procédé irritant l'action intrinsèque de l'eau de Mauhourat, qui, employée seule, pourrait exercer son action élective sur les reins, par suite d'une disposition idiosyncrasique du malade. L'usage concourant de la douche déterminera dans le sens voulu cette action élective, dont on ne peut répondre d'avance.

Veut-on produire la diurèse et aider l'action de Mauhourat sur les reins, par exemple dans un cas de rhumatisme goutteux, de dermatose tenace, de catarrhe chronique de la vessie, de blénorrhée ancienne ? On prescrira des bains passifs aux Œufs, à Rieumiset ou au Rocher, selon l'indication.

A-t-on, au contraire, le projet de favoriser la nutrition générale, de remonter les forces d'un sujet convalescent ou présentant un tempérament débile, cherche-t-on à améliorer la constitution d'un scrofuleux, on est porté naturellement à ordonner des douches tempérées, froides ou écossaises, au moyen des divers procédés en usage, et à prescrire les bains actifs dans la piscine de natation, qui offrent le double avantage de l'immersion et de la gymnastique.

Dans certaines circonstances, c'est, au contraire, l'eau de Mauhourat qui est employée comme un adjuvant : par exemple, lorsque le médecin veut habituer un phthisique à l'eau de la Raillère, dont l'odeur et la saveur sont plus accentuées, lorsque cette même eau de la Raillère fatigue les malades ou les dégoûte tout à fait. Dans ces cas particuliers, on peut commencer le traitement en la buvant seule, puis on en prend après l'eau de la Raillère, enfin on fait un usage exclusif de celle-ci ; dans le cas de dégoût absolu pour l'eau de la Raillère, ce qui est rare, on revient à l'emploi de l'eau de Mauhourat.

Nous la faisons boire isolément aussi, mais temporairement, lorsque nous voulons ranimer l'appétit de nos phthisiques et de nos catarrheux et retarder ou contenir l'action élective de la Raillère et de César sur les organes de la respiration ; nous l'ordonnons quelquefois dans le cas de rhumatisme chronique, accompagné soit de dyspepsie, soit de tendance congestive vers le cerveau, soit de catarrhe vésical, dans certaines dermatoses auxquelles convient mieux l'eau de César et des deux Pauze, mais dans lesquelles un état d'irritation trop prononcé contre-indique provisoirement l'usage de ces dernières.

VI

Emploi de l'eau de Mauhourat froide à Cauterets, son exportation au loin.

Nous avons déjà fait voir ci-dessus que l'eau de Mauhourat peut être bue pendant les repas, refroidie et mêlée au vin, mais à la condition qu'elle soit agitée et renfermée dans des vases non clos, ce qui permet au malade de ne lui trouver aucune odeur, ni aucune saveur sulfureuse propres à le rebuter.

Notre honorable prédécesseur, M. le docteur Gouët, avait l'habitude de la prescrire ainsi à certaines catégories de ses clients, affectés de dyspepsie et de gastralgie, ou de catarrhe vésical. Depuis, quelques-uns de nos confrères et nous-même, nous l'avons imité et nous avons eu lieu de nous en louer. Nous conseillons aussi cet usage aux personnes qui ne peuvent boire sans inconvénient l'eau très-fraîche et très-peu minéralisée de la montagne, laquelle cause des dérangements intestinaux, ordinairement passagers, mais quelquefois persistants. Cette précaution est parfaitement appréciée par les malades, qui, presque toujours venus de loin et n'ayant devant eux qu'un petit nombre de jours arrachés aux affaires, verraient leur cure atténuée ou tronquée par un état d'indisposition accompagné d'une suspension de traitement.

Lorsque les médecins de Cauterets ont eu la preuve que l'eau de Mauhourat rendait des services à la source ou loin du griffon, ils ont logiquement conseillé de la boire hors de Cauterets (transportée dans des vases hermétiquement clos), soit froide et aérée pendant les repas, soit réchauffée au bain-marie et prise à jeun comme celle des autres sources, selon le cas.

Incontestablement, cette eau, réduite à la température de l'air ambiant, n'a pas autant d'efficacité que lorsqu'elle est prise à la buvette avec ses cinquante degrés et toutes ses qualités dynamiques; mais elle rend des services qu'on demanderait quelquefois en vain à d'autres eaux alcalines ou à des agents de la matière médicale. Quoi qu'il en soit, les indications qui déterminent son emploi à l'état d'eau transportée sont les mêmes que celles qui la font prescrire sur place; mais on peut insister particulièrement sur son utilité dans les gastralgies dépendant de l'herpétisme.

« L'eau de Mauhourat transportée, dit nettement le docteur Comandré, est appelée par ses vertus à une extension considérable... immense probablement;... elle vient se ranger à côté des eaux bicarbonatées sodiques, dont l'utilité dans l'exportation est assez consacrée. » (1)

Elle a l'avantage d'être d'une limpidité parfaite et de ne point troubler le vin; l'absence presque absolue d'éléments ferrugineux ou terreux, qui communiquent à l'eau potable un goût désagréable, la faible quantité d'acide sulfhydrique qui s'en dégage, quand elle est chaude, et l'absence totale de ce produit chimique, quand elle a été refroidie et battue, permet-

(1) Utilité des eaux transportées : Cauterets. (Paris, J. B. Baillère, 1868.)

tent de l'accepter sans aucun dégoût, ce qui n'est point indifférent, lorsque le traitement doit être continué un certain temps. Cette considération présente encore plus de valeur lorsqu'il s'agit de faire boire des enfants.

Le procédé d'embouteillage de la Compagnie fermière assure la parfaite conservation de l'eau de Mauhourat comme de l'eau de nos autres sources ; nous en avons parlé dans notre livre sur les *Eaux de Cauterets*, nous le reproduisons ici, afin de le faire connaître aux personnes qui n'ont pas lu cet ouvrage.

Un disque de cuivre, garni à sa partie inférieure d'une rondelle de caoutchouc, repose sur le goulot de la bouteille. Ce disque est traversé par un tube d'étain, destiné à conduire le liquide dans la bouteille ; il est percé d'un petit trou permettant à l'air contenu dans celle-ci de se dégager, à mesure que l'eau monte. Une des extrémités du tube s'adapte au robinet de la source par un prolongement en caoutchouc, l'autre est introduit dans la bouteille de manière à ce qu'elle arrive à un centimètre du fond. L'emplissage, qui dure quelques secondes, déplace l'air atmosphérique de la bouteille et fait monter l'eau jusqu'au ras du goulot. Une machine à forte pression enfonce aussitôt, en comprimant l'eau minérale, le bouchon préalablement mouillé. Quand l'eau est refroidie, il se forme un petit intervalle entre la surface supérieure du liquide et la face inférieure du bouchon.

Il résulte de ce procédé que, l'air étant complètement expulsé, son action altérante sur l'eau minérale ne s'exerce pas ; en outre, l'emplissage se faisant par le fond, l'eau ne bouillonne pas et ne dégage pas ses vapeurs sulfureuses, comme cela aurait lieu si on versait le liquide de haut en bas. Donc l'eau ainsi renfermée doit être facile à conserver avec ses qualités.

Des analyses comparatives entre l'eau prise à la source et l'eau transportée, chauffée au bain-marie, ont été faites par M. Filhol et M. J. Lefort ; il résulte de l'expérience de ces chimistes que la perte en éléments sulfureux a été environ de deux milligrammes par litre. Et de l'aveu des expérimentateurs, quelques bouteilles avaient été moins bien bouchées que d'autres, sans doute par des employés un peu novices. Les eaux des autres stations, transportées comme celles de Cauterets, ont présenté une perte plus grande en principes sulfureux.

VII

Mode d'emploi.

Les eaux de Cauterets sont toutes exportées en bouteilles d'un litre, trois-quarts de litre, demi-litre et quart de litre.

Quand on veut boire l'eau chaude, comme à Cauterets, on plonge la bouteille dans un vase plein d'eau ordinaire et l'on chauffe doucement, afin d'éviter le bris du verre ; il est même bon, pour ne pas s'exposer à cet inconvénient, de mettre entre le fond du vase et la bouteille un disque de feutre ou un linge grossier, qui empêche la transmission brusque de la température du feu sur un point limité de la bouteille, action locale qui, à cause du peu de conductibilité du verre, amène sa rupture par défaut d'équilibre dans sa dilatation.

On cherche à atteindre la chaleur que présente l'eau telle qu'elle émerge de la source, c'est-à-dire 50 degrés centigrades pour Mauhourat. Le thermomètre est le meilleur critérium ; mais, comme tout le monde n'a pas chez soi cet instrument, on peut attendre que le niveau du liquide remonte jusqu'au contact avec le bouchon, situation qu'il avait lors de l'embouteillage ; on peut aussi, sans attendre si longtemps, se rendre compte de la chaleur de l'eau avec la main et retirer la bouteille, lorsqu'on trouve que le bain-marie donne une impression de chaleur vive sans causer une sensation de brûlure.

Quoi qu'il en soit, on retire la bouteille et, si on veut prendre l'eau pure, on peut boire au goulot, ce qui est le meilleur moyen de lui conserver toute sa valeur. Si on préfère la couper avec du lait ou de la tisane, on est alors obligé de la verser dans ce breuvage accessoire tiédi ; cela vaut mieux que de verser du lait froid ou de la tisane froide dans l'eau minérale chaude, parce que ce mélange présente alors une température générale insuffisante. En général, nous préférons administrer l'eau toute pure, les prétendus adjuvants en question ne servant qu'à masquer son action et l'empêchant de produire au même degré ses effets détersifs sur la muqueuse de l'estomac.

Quand le malade devra en prendre matin et soir, il devra employer deux fûts différents, parce que le liquide d'une bouteille débouchée et entamée perd presque toute sa force sulfureuse. Il faudra donc se procurer des bouteilles de moyenne dimension pour répondre à cette nécessité. Les doses seront à peu près celles qu'on prescrit à la source.

Si, au contraire, on veut boire l'eau de Mauhourat froide, il faudra déboucher le flacon avant de se mettre à table, agiter le liquide dans une carafe, pour lui enlever son odeur sulfureuse, puis le mêler au vin comme l'eau ordinaire. La dose d'eau ainsi employée sera d'un demi-litre à un litre par jour en deux repas.

A la source, les médecins de Cauterets dirigent, bien entendu, le traitement. La quantité d'eau prescrite est extrêmement variable, à cause de l'extrême diversité des maladies, des cas spéciaux, des idiosyncrasies particulières, etc.

A Cauterets ou à domicile, le malade qui boit l'eau à sa température native doit l'ingérer le matin à jeun, une heure avant son déjeuner, et le soir à un moment coïncidant avec la digestion de ce repas et précédant le dîner d'environ une heure. Si nous recommandons ces précautions, qui tendent à faire boire l'eau minérale chaude lorsque l'estomac est vide, c'est pour que les malades jouissent du bénéfice le plus complet de son action thérapeutique. Nous croyons donc personnellement être logique en défendant presque toujours de la mêler à du lait ou à de la tisane ; d'ailleurs, après avoir expérimenté sur nous-même, nous avons constaté que l'estomac reste occupé assez longtemps à digérer ce mélange et que l'une des qualités les plus précieuses de Mauhourat, sa qualité apéritive, est presque tout à fait neutralisée.

Observation. — L'eau de César et l'eau des Espagnols sont encore plus alcalines que celle de Mauhourat, mais elles ne peuvent être prescrites dans les mêmes cas, parce qu'elles offrent une très-forte sulfuration, qui produirait des dangers sérieux dans les maladies traitées par Mauhourat.

DEUXIÈME PARTIE

APPLICATIONS THÉRAPEUTIQUES.

Nous allons maintenant étudier les applications thérapeutiques de l'eau de Mauhourat. Nous aurons soin, à propos de chaque maladie dont nous parlerons, de dire nettement notre avis sur les trois points suivants : si cette eau est indiquée seule ; si elle est indiquée comme moyen principal de traitement, conjointement avec l'eau d'autres sources considérées comme accessoires ; enfin si elle est indiquée comme agent accessoire, les autres étant prescrites comme agents principaux.

VIII

Dyspepsie et diverses affections de l'appareil digestif.

Nulle maladie n'offre autant de variétés. Ces variétés, qui ressortissent à des causes diverses, ne peuvent évidemment comporter un traitement identique. On conçoit facilement qu'il soit irrationnel de prescrire le même remède à tous les malades, sous le prétexte que chez tous la faculté de digérer se trouve amoindrie : il importe tout d'abord, pour instituer une médication, de rechercher l'origine de la maladie et de fixer son caractère spécial.

On comprend par suite que l'eau de Mauhourat, comme les autres moyens thérapeutiques, ne puisse être appliquée que dans des cas particuliers et bien définis. Et encore faut-il, pour arriver à un résultat soutenu, définitif, que la cause temporaire ou permanente de la dyspepsie disparaisse avant ou pendant le cours du traitement.

Ainsi, que le pneumo-gastrique n'exerce pas sur les mouvements de l'estomac son action normale dans toute sa plénitude : aussitôt la digestion se trouvera modifiée, parce que l'intégrité des mouvements de cet organe est une condition nécessaire pour que les matières albuminoïdes soient bien pénétrées par le suc gastrique, pour que les liquides assimilables passent à travers toutes les parties du réseau veineux de la muqueuse, pour que le chyme soit conduit dans l'intestin grêle. Voilà évidemment un cas de dyspepsie que l'on ne pourra guérir par l'eau de Mauhourat, quelle que soit son action sur le tube digestif ; un traitement spécial, dirigé contre l'insuffisance fonctionnelle du nerf en question, pourra seul mettre fin aux désordres de la digestion.

La guérison est impossible dans tous les cas se rattachant aux actions du système nerveux, que la dyspepsie soit causée par un mauvais état moral ou intellectuel, par l'insuffisance de gymnastique ou par l'abus des exercices physiques, par des empoisonnements comme l'intoxication saturnine, par l'épuisement nerveux résultant de douleurs physiques intenses et prolongées, qu'elle soit le résultat d'actions réflexes provenant des maladies de l'utérus, du rein, de la vessie, de l'urèthre, ou qu'elle provienne de mauvaises habitudes comme l'onanisme et l'abus du coït, etc... Dans toutes ces circonstances, l'eau de Mauhourat ne produit aucun soulagement, et même, lorsque la cause nerveuse de la dyspepsie a disparu, ce moyen thérapeutique ne présente plus aucune utilité, car alors l'appétit revient et la digestion retrouve son intégrité normale, quelquefois progressivement et lentement, mais enfin sûrement.

Dans certaines dyspepsies, l'eau de notre source amènera de bons résultats, malgré la persistance de la cause qui la tiendra sous sa dépendance ; mais, après une amélioration durant un laps de temps plus ou moins long, la cause productrice du mal, n'étant plus neutralisée par l'efficacité du remède, reprendra toute son influence et la maladie, temporairement améliorée, retombera dans l'état où le médecin l'avait prise au début du traitement institué. Ces effets pourront être constatés dans les cas suivants : lorsque les aliments seront de qualité inférieure ; lorsque le malade mangera trop copieusement ; lorsque les repas seront trop rapprochés et qu'ainsi l'estomac sera fatigué ; lorsque les repas se feront à des heures irrégulières ; lorsque le régime sera exclusivement animal ou végétal ; lorsque la mastication sera incomplète ; lorsque le malade s'adonnera à l'usage exagéré du tabac, qui amène l'hypertrophie des glandes salivaires et qui fait rejeter au dehors une salive inutilisée ; lorsque le sujet fera des excès alcooliques, qui changent les conditions de l'osmose dans l'estomac, etc...

Si la cause de ces diverses dyspepsies, au lieu de persister, vient à disparaître, la guérison ne se fera pas attendre, et le résultat obtenu se maintiendra, deviendra définitif. Nous savons qu'on peut nous faire une objection : si la cause disparaît, il y a des chances pour que la maladie prenne fin sans l'intervention du médecin, sans le secours des remèdes. Cela est positivement vrai, quand la cause productrice n'a pas exercé longtemps son action, quand la fonction digestive n'a pas été partiellement ou totalement troublée à ce point que l'habitude soit devenue une seconde nature. Alors, en effet, on peut dire : *sublatâ causâ tollitur effectus*. Mais, lorsque le contraire arrive, lorsque la digestion a subi longtemps une des influences dont nous venons de parler, que les organes de la digestion et leurs annexes, débarrassés du modificateur en cause, sont abandonnés à leur propre force, les organes n'ont plus assez de ressort pour que leur fonction s'exerce normalement à nouveau et il devient nécessaire de les aider pour qu'ils retrouvent leur activité, leurs qualités physiologiques.

En pareil cas, l'eau de Mauhourat convient merveilleusement et les nombreux valétudinaires qui en ont ressenti les effets bienfaisants, exaltent à l'envi son action réparatrice. Mais, ici, il faut faire des réserves et ne pas laisser croire aux médecins éloignés de Cauterets, aussi bien qu'aux malades, qu'une seule saison peut suffire à guérir indistinctement toutes les dyspepsies. Gardons-nous de toute exagération. Cette continuité de la cause dont nous venons de parler peut avoir existé assez longtemps pour que la digestion en ait été modifiée profondément et l'on ne doit pas s'attendre, en pareille circonstance, à ce que le malade recouvre aussi rapidement la santé que s'il s'était plus tôt débarrassé des habitudes fâcheuses que nous avons énumérées.

Ces réserves faites, nous pouvons déclarer, sans crainte d'être démenti, que l'eau de Mauhourat produit dans toutes ces variétés de dyspepsies de sûrs et puissants effets. « La spécificité pour les gastralgies est tellement populaire, dit M. Constantin James, qu'il faut bien croire qu'elle repose sur quelque chose de fondé. » M. Constantin James emploie un terme sous lequel le public désigne toutes les imperfections ou les souffrances imputables à l'appareil gastro-intestinal ; s'il se servait du mot dyspepsies, sa mention y gagnerait d'être tout à fait exacte. Dans notre station, tous les médecins ont recours à Mauhourat pour traiter les dyspeptiques qui viennent les consulter ; dans les différentes séances où ils ont discuté cette question, les membres de l'Association médicale sont tous restés d'accord sur les nombreux services rendus par la source qui fait l'objet de ce travail ; nous sommes personnellement très-heureux de voir que nos affirmations sont d'accord avec celles de nos excellents confrères **MM.** Daudirac, Comandré, Bordenave, de Larbès, Raveau, Duhourcau.

Qu'il nous soit permis de dire, en passant, que notre association, fondée il y a quatre ans, a rendu déjà de grands services aux malades qui viennent à Cauterets, en stimulant la Compagnie fermière des eaux, le conseil municipal, le conseil syndical de la vallée de St-Savin et l'administration, dans le but, d'ailleurs atteint en partie, de réaliser toutes les améliorations nécessaires, en discutant la valeur thérapeutique de toutes nos sources et en fixant d'une manière précise quelques-unes des indications propres à chacune d'elles.

Nous allons passer en revue plusieurs sortes de

dyspepsies, dont nous n'avons pas parlé jusqu'ici et qui nous paraissent mériter une mention particulière, tant par leur fréquence que par leur caractère habituel de persistance. Dans tous les cas que nous avons précédemment indiqués, l'eau de Mauhourat réussit employée seule en boisson; parmi ceux que nous allons soumettre au lecteur, il en est où son usage est également exclusif et il en est qui réclament avec son emploi le secours de procédés empruntés aux divers établissements de la station. Nous parlerons ici de certaines dyspepsies dans lesquelles la cause, dépendante de la volonté humaine, n'existe plus, mais a modifié, altéré une ou plusieurs des fonctions partielles de la digestion, et de certaines dyspepsies dont la cause dépendante de dispositions morbides, particu ières ou générales, existe encore et compromet la nutrition tout entière eu portant aussi son influence sur une ou plusieurs de ces mêmes fonctions partielles (salivation, action des sucs gastrique, pancréatique, biliaire et intestinal).

Une des dyspepsies les plus fréquentes et les plus gênantes est la dyspepsie caractérisée par de la flatulence. Cette variété prend ordinairement sa source dans un passage trop rapide du bol alimentaire à travers l'isthme du gosier, passage rapide qui rend incomplète l'insalivation des féculents et par suite leur transformation par la diastase salivaire; elle reconnaît aussi pour cause une altération ou une insuffisance de la salive, dont les résultats sont les mêmes ; les personnes qui y sont les plus sujettes sont celles qui mangent beaucoup de féculents et celles qui se livrent à l'abus du tabac. La transformation de la fécule en dextrine et en glycose est naturellement accompagnée d'une production de gaz divers : ce phénomène prend, chez les grands mangeurs de pain, de riz ou de pommes de terre, des proportions quelquefois énormes ; la digestion en est d'abord retardée, puis elle se trouve modifiée en ce sens que, l'absorption elle-même subissant ce retard, il se produit par fermentation de l'acide acétique, et même de l'acide sulfhydrique, qui causent du pyrosis et par suite de la dyspepsie acide ou acescente. Chez les grands fumeurs, les glandes salivaires s'hypertrophient à force d'excitation et de sécrétion ; il s'en suit que la salive est rare et pauvre en diastase au moment des repas, et la dyspepsie flatulente survient, se traduisant par l'expulsion d'acide carbonique, d'oxygène, de vapeurs alcooliques (quand on boit des liquides fermentés ou de l'eau de vie), puis les acides dont nous venons de parler.

Le gros mangeur qui diminue sa ration et le grand fumeur qui met un frein à sa déplorable habitude sont assez faciles à guérir par l'eau de Maubourat ; leurs glandes, épuisées par le passage de bols alimentaires exagérés et desséchants ou par une expuition constante, subissent bientôt l'influence de cette eau minérale, qui contient plusieurs des éléments entrant dans la composition de la salive, par exemple le chlorure de sodium. Elle est absorbée sur son passage par les ramuscules veineux de la bouche et du pharynx, puis de l'œsophage et de l'estomac; son action stimulante sur les glandes salivaires donne à celles-ci une nouvelle puissance de sécrétion, d'ailleurs renforcée par son action tonique ultérieure sur l'économie tout entière. En peu de jours, les malades atteints de dyspepsie flatulente ou acescente, provenant d'une transformation insuffisante de la fécule, se trouvent beaucoup mieux, et une saison complète suffit généralement pour assurer leur guérison radicale, sans qu'ils aient eu besoin de recourir aux bains ou aux douches toniques que l'on peut se procurer dans les autres établissements. Cependant, dans certains cas, les fumeurs trop fatigués par une mauvaise digestion ont besoin d'être un peu vigoureusement poussés, et il convient alors de favoriser la nutrition générale par des douches froides et courtes à piston plein ou par des douches écossaises à l'établissement des Œufs.

Il est une autre dyspepsie tenant à l'alimentation : c'est celle qui résulte de l'ingestion d'une grande quantité de viande : elle est très-répandue chez les Anglais. En général, ces étrangers mangent plus de viande que de pain ; le suc gastrique, qui est moins abondant qu'on ne le croit, puisque, d'après les expériences récentes de M. le docteur Leven, on n'en trouve qu'une vingtaine de grammes au plus dans l'estomac de chiens ayant mangé copieusement de la viande, le suc gastrique ne peut suffire à peptoniser tout ce qui est ingurgité ; il s'en suit que la masse alimentaire séjourne longtemps dans l'estomac, qu'elle fatigue, et que le foie, le pancréas et les glandules de l'intestin ont un surcroît de travail à accomplir. Cette fatigue répétée de l'estomac et cette surcharge fonctionnelle des annexes du conduit gastro-intestinal amènent un état de langueur chronique dans la digestion, caractérisé par des pesanteurs d'estomac, de la diarrhée alternant avec de la constipation et l'expulsion de gaz fétides par l'anus. Cette dyspepsie est plus lente à guérir que la dys epsie amylacée ; néanmoins, l'eau de Mauhourat, bue à doses fractionnées, d'abord discrètes puis abondantes, réveille la tonicité musculaire de l'estomac et modifie avantageusement les sécrétions pancréatique, hépatique et intestinale. Ici, les douches écossaises fortement sulfureuses et à forte pression, à l'établissement de César, sont d'un grand secours ; elles impriment à l'économie tout entière une secousse heureuse en réveillant toutes les fonctions de la nutrition.

Voici une autre sorte de dyspepsie stomacale : les

substances non azotées, comme la graisse, le choux,
ne provoquent pas la sécrétion du suc gastrique,
mais celle d'une grande quantité d'eau chargée de
sels, qui est due à une exosmose des capillaires de
la muqueuse de l'estomac ; cette eau a pour rôle de
rendre plus fluides les subsistances contenues dans
l'estomac et de les chasser plus promptement. Cette
sécrétion aqueuse est acide ou neutre, non muqueuse
puisqu'elle ne précipite pas par l'acide acétique, elle
ne se compose que d'eau et de sels. Lorsqu'elle
s'est produite, l'estomac est distendu outre mesure,
flasque et flottant. Ce liquide ne peut provenir que
des capillaires de la muqueuse.

Les malades atteints de cette forme de dyspepsie
se plaignent de ces liquides acides qui éveillent la
sensation de brûlure dans l'estomac, le long de
l'œsophage ou dans la gorge ; un grand nombre
vomissent de l'eau le matin et ne sont soulagés
qu'après ces vomissements, avant lesqu ls l'estomac
se tordait en contractions douloureuses. M. Leven
a lu l'an dernier à la Société de biologie l'histoire
d'un dyspeptique à qui il pratiquait deux fois par jour
le cathétérisme de l'estomac et tirait chaque fois un
litre du liquide dont nous parlons. Dès qu'il avait
extrait ce liquide, son malade, qui vomissait les aliments depuis des mois, digérait de la viande et des
œufs. Ce liquide, en masquant la surface de l'estomac, empêchait les substances albuminoïdes de

provoquer la sécrétion du suc gastrique ; ce n'est qu'en le tarissant qu'on pouvait arriver à guérir le malade.

En pareil cas, il convient de réduire le nombre des repas autant que le permet la santé, parce que chaque repas, en produisant une congestion de la muqueuse, tend évidemment à entretenir ces sécrétions. M. Leven ajoute ceci : « La première substance que j'ai employée contre ces sécrétions est le sulfate de soude à la dose de 1 gramme ou 50 centigrammes. Il est démontré actuellement, par l'expérimentation physiologique, que certaines substances ont le caractère commun de n'être pas décomposées dans l'estomac, d'être absorbées rapidement et de se retrouver dans les urines après un temps très-court. C'est le bromure de potassium, le sel marin, le phosphate de soude (celui-ci à la dose de 25 ou 50 centigrammes). Elles agissent comme le sulfate de soude au point de vue de l'endosmose. Avec ces médicaments et un régime principalement azoté, nous avons observé l'amendement progressif de tous les symptômes, nous avons vu guérir des malades qui souffraient depuis de longues années. Tous sont également influencés par cette médication et par un régime alimentaire discret. J'ai puisé dans l'expérimentation physiologique et dans les nombreuses observations des malades que je mettrai sous les yeux de l'Académie, ce fait que le phénomène de phy-

siologie pathologique qui caractérise la dyspepsie en
question est cette exosmose aqueuse des capillaires
de la muqueuse stomacale, qui peut se produire à la
suite d'une seule indigestion et durer des années, si
on ne la tarit par les médicaments que nous avons
indiqués. »

Les récentes et belles recherches de M. Leven (1),
lues à l'Académie de médecine, par l'auteur, jettent
une grande clarté sur cette dyspepsie particulière,
connue depuis longtemps, mais sans qu'on ait
encore aussi bien expliqué sa nature. Les personnes
qui y sont le plus sujettes sont celles qui mangent
des aliments variés en grande quantité, celles qui
font abus des aliments gras et surtout celles qui
abusent des boissons alcooliques ; des indigestions
fréquentes ou sérieuses peuvent en être la cause
occasionnelle. Lorsque les malades consentent à se
modérer, surtout les buveurs, le traitement par
l'eau de Mauhourat est tout à fait indiqué. En par-
lant de la dyspepsie des buveurs, nous ne voulons
pas parler de cet état avancé dans lequel la muqueuse
est lésée, nous n'avons en vue que la production du
liquide dont nous venons de parler, liquide qui
s'accompagne de mucosités filantes.

L'eau de Mauhourat, qui contient justement les
substances dont parle M. Leven, sulfate de soude et

____

(1) Mémoire lu à l'Académie de médecine, le 10 mars 1874.

sel marin, guérit plus particulièrement cette dyspepsie que les autres. Conformément à ce que dit notre
confrère au sujet de ces éléments minéraux, l'eau de
Mauhourat est rapidement absorbée par endosmose
et ce qu'elle contient de sulfate de soude et de chlorure de sodium se retrouve dans les urines après un
temps très-court. Si l'on ajoute à cette particularité
les effets diurétiques produits par les silicates alcalins,
par le borate de soude et le chlorure de lithium, on
concevra que l'eau de Mauhourat joue ici un rôle complexe, puisqu'elle change les conditions osmotiques
de l'estomac et supprime dans ce viscère la production d'un liquide très-salin en portant sur les reins
toute cette surcharge d'eau et de sels. Son action
diurétique se fait alors spécialement sentir et elle
maintient l'amendement progressif de tous les symptômes de cette dyspepsie sérieuse.

Mauhourat peut suffire au traitement, mais les
bains de natation dans la grande piscine favorisent
et activent la guérison. La gymnastique joue ici un
rôle important, car tout exercice, en facilitant les
phénomènes ultimes de la nutrition, vide les capillaires de l'estomac et porte le sang à la peau et aux
extrémités, augmente la soif et l'appétit, par consé-
quent dispose l'estomac à subir l'endosmose de
l'eau de Mauhourat et de ses principes.

Dans la dyspepsie hépatique, qui résulte d'une
quantité insuffisante de bile et par suite de digestions

incomplètes répétées, qui s'accompagne ordinairement d'un teint légèrement ictérique, notre source
produit encore, mais donnée de suite à hautes doses,
une action excitante sur toute l'économie ; elle réveille
la fonction sécrétante du foie et détourne sur le
rein les éléments de l'infiltration bilieuse répandus
dans les tissus.

Son administration isolée est parfaitement suffi-
sante pour amender la maladie ; néanmoins, si l'on
veut agir plus promptement, il convient de prescrire
des bains tempérés au Rocher, à une température
un peu au-dessous de celle du corps, procédé qui
augmente la quantité d'urine par endosmose de l'eau
du bain dans l'économie et facilite par cela même la
diurèse ; les bains sont alternés avec des douches
tempérées, à César ou aux Œufs, dirigées pleines
sur tout le corps et brisées sur l'hypocondre droit.
La douche brisée, appliquée en cette région,
augmente la sécrétion de la bile et du sucre hépatique, mais, appliquée seule, elle pourrait causer
de la congestion dans le foie ; la douche générale à
jet plein joue ici le rôle de correctif en excitant
l'enveloppe cutanée et en produisant une révulsion
étendue qui prévient l'engorgement de l'organe.

En dehors de ces dyspepsies provenant de modi-
fications partielles dans la fonction de la digestion,
il en est d'autres qui ont des origines ou des causes
plus générales, tenant à des états constitutionnels

et diathésiques, comme la dyspepsie des goutteux, celle des herpétiques, celle des phthisiques, celle des personnes anémiées, etc. Nous nous réservons de revenir sur ces variétés, à l'occasion des affections générales qui les produisent.

Outre les dyspepsies, l'eau de Mauhourat guérit encore l'entérite ancienne et rebelle à toute médication antérieure, les embarras gastro-intestinaux, les diarrhées simples durant depuis un certain temps, les engorgements de la rate et du foie, suite d'intoxication paludéenne.

Nous avons eu souvent, ainsi que notre honorable prédécesseur, l'occasion de vérifier cette réputation dont jouit la source qui nous occupe.

Généralement, parmi les cas que nous venons de citer, ceux qui se rapportent à la muqueuse intestinale sont traités par l'eau de Mauhourat toute seule. Cependant, il est quelquefois bon d'administrer les bains du Rocher, par exemple lorsqu'il y a des coliques assez fortes ; d'autres fois, il convient d'appliquer des douches tempérées, brisées, particulièrement lorsque le malade est fatigué, épuisé par un flux abondant, ou bien des douches froides, lorsqu'il s'agit d'entéralgie.

Lorsqu'on a affaire à l'engorgement du foie ou de la rate, il est bon de prescrire les douches tempérées, d'abord en cercle, puis à jet brisé : ces deux procédés ont l'avantage d'exciter peu à peu l'enveloppe cutanée et de détourner sur elle un afflux sanguin qui débarrasse l'organe malade. Plus tard, on peut recourir à la douche écossaise, d'abord brisée, puis pleine. Le jet chaud de cette douche doit principalement porter sur tous les points du corps et beaucoup moins sur l'organe malade, tandis que le jet froid, doit au contraire, être appliqué plus particulièrement sur l'organe malade. Le premier jet fluxionne la peau, le second fait contracter le tissu de la rate ou du foie et par suite exerce sur lui une action déplétive.

Nous avons eu assez fréquemment l'occasion de traiter nos anciens compagnons d'armes de la marine qui avaient eu aux colonies des fièvres intermittentes ou rémittentes, ou chez lesquels la continuation d'un régime alimentaire basé sur la viande avait amené, dans les pays chauds, l'hypertrophie du foie; nous avons toujours réussi à les guérir.

<h1 style="text-align:center">IX</h1>

Affections de l'appareil urinaire.

Nous avons souvent l'occasion de traiter à Cauterets diverses maladies de l'appareil urinaire, quoique les malades ne viennent généralement pas dans la station spécialement pour ce genre d'affections,

Habituellement, les personnes que nous avons à soigner nous consultent pour tout autre chose, par exemple pour une bronchite, pour un rhumatisme, pour une dermatose, etc. Il se trouve qu'en améliorant ou en guérissant la maladie qui a fait déplacer le baigneur, le traitement le débarrasse de celle qui est fixée sur les organes sécréteurs de l'urine et sur leurs annexes. A force de se répéter, ces bons résultats ont fini par attirer l'attention des médecins, qui, plus tard, en sont arrivés à formuler le même genre de traitement, lorsqu'ils avaient affaire seulement aux maladies des organes de l'urination. Bien entendu, il ne s'agit ici que de certaines maladies dont le nombre est très-limité. Mais, tout en administrant les diverses eaux de la station, qui conviennent presque toutes à un ou à deux états spéciaux, ils ont été amenés graduellement à croire et à prouver que l'eau de Mauhourat est la seule qui puisse être employée utilement dans la totalité des variétés que l'on peut traiter à Cauterets. Nous allons commencer par l'urèthre, en remontant par la vessie vers les reins, ce qui n'est pas rationnel au point de vue de la fonction, mais nous permettra de parler tout naturellement, à la fin de ce sujet, des maladies qui modifient la composition de l'urine, comme la goutte et la gravelle urique.

Tous les ans, avec l'eau de Mauhourat en boisson, employée isolément ou conjointement avec des bains

pris dans d'autres établissements, nous mettons fin
à des blénorrhées anciennes, à des gouttes militaires
rebelles, presque toujours sans qu'il soit nécessaire
de pratiquer le cathétérisme, ce qui arrive quelquefois cependant, par exemple lorsqu'il y a un rétré-
cissement trop prononcé du canal de l'urèthre et que
la goutte est sécrétée sur le parcours ou en arrière
du point rétréci. Nous avons renoncé peu à peu,
depuis deux ans, à laisser boire dans ce cas les eaux
trop excitantes de la Raillère, de César ou de Pauze,
qui offraient l'inconvénient de trop augmenter l'écoulement et d'éloigner de plusieurs jours la guérison ;
nous utilisons cependant ces eaux plus fortes, lorsque nous avons affaire à des malades dont le tempérament est scrofuleux et dont l'écoulement est
opalin au lieu de présenter l'aspec purulent, afin
de raviver la muqueuse uréthrale et de modifier le
liquide sécrété.

A la rigueur, on peut se passer de moyens accessoires ; cependant, les bains sulfureux de force
décroissante, la Raillère, César, les Œufs, le Rocher,
donnés successivement, et les injections, également
de force décroissante, prises dans la baignoire,
accélèrent de beaucoup le traitement des blénorrhées
anciennes et de la goutte militaire.

Lorsque nous avons l'occasion de traiter une
personne atteinte de catarrhe vésical, nous commençons par lui demander si elle n'a pas d'autre mala-

die ressortissant particulièrement aux autres sources de Cauterets ; dans le cas de la négative, nous commençons par faire boire de l'eau de Mauhourat à dose assez forte, mais battue, aérée et refroidie, afin que les éléments sulfureux soient éliminés autant que possible et que le malade ne subisse pas l'excitation que produisent sur la vessie ces éléments et une thermalité assez élevée. Nous accompagnons ces ingestions d'eau de douches en cercle, tempérées, fraîches, sur le bassin, et même de douches périnéales quand il y a sensibilité exagérée du col de la vessie ; en même temps, nous donnons des bains prolongés au Rocher à une température peu élevée (de 30 à 34 degrés).

Dans d'autres cas, au lieu de prescrire la douche locale en cercle, qui ne convient pas également à tous les malades, nous appliquons des douches générales à 33 ou à 34 degrés, à jet brisé, portant sur toutes les parties du corps excepté sur le bassin et frappant particulièrement sur la moitié supérieure du tronc ; nous avons souvent recueilli de bons résultats de ces douches, alternées avec les bains du Rocher ou du Petit-St-Sauveur, l'eau de Mauhourat froide et battue étant abondamment prise à l'intérieur. Sous l'influence de ces divers moyens, la douleur du col s'apaise, le mucus ou le muco-pus en suspension dans l'urine disparaît peu à peu, la miction devient plus facile, la marche fatigue moins, en un mot, le malade va mieux.

Lorsque le malade est sous le coup d'une autre maladie indiquant les eaux sulfureuses, il faut alors agir avec la plus grande prudence et se contenter d'essayer, non pas l'eau des sources voisines, mais l'eau de Mauhourat, d'abord moins froide et moins battue que précédemment, puis jouissant graduellement de toute sa thermalité et de sa sulfuration normale. S'il survient la moindre menace du côté de la vessie, on abandonne complètement ce procédé et l'on revient à l'eau froide et battue. En résumé, la quantité de l'urine est fortement augmentée par l'eau de Mauhourat, abondamment ingérée et rapidement absorbée ; par l'eau des bains tempérés frais qui passe dans l'économie par endosmose ; enfin par l'action sédative des douches périnéales ou des douches locales en cercle. L'urine est donc plus claire et se renouvelle plus souvent, par suite, elle est moins irritante. D'autre part, l'effet révulsif des grandes douches portant sur l'enveloppe cutanée, en évitant le bassin, atténue l'état inflammatoire de la vessie.

Souvent, nous rencontrons des malades atteints de gravelle urique. L'eau de Mauhourat agit encore ici très-efficacement, non pas seulement en augmentant la quantité de l'urine, dont la plus fréquente expulsion entraîne le sable au dehors, mais aussi parce qu'elle modifie la fonction excrétoire des reins. L'émission des urates est vraiment surprenante ; ils forment ordinairement au fond du vase un dépôt abondant et rougeâtre. A mesure que ces produits de dénutrition sont éliminés, la masse du sang, ainsi débarrassée, reprend ses qualités naturelles et les reins reviennent à l'excrétion d'une urine normale. Quelquefois, pendant le traitement, il y a expulsion de véritables petits calculs ; ce phénomène effraie quelques malades, mais l'amélioration rapide qu'ils constatent dans leur état les rassure bientôt.

Dans ce genre de maladie, l'eau de Mauhourat peut être prescrite chaude et sulfureuse d'une manière générale, mais à condition que la gravelle ne soit pas accompagnée de phénomènes inflammatoires sub-aigus de la muqueuse vésicale ; dans ce cas particulier, l'eau doit être bue froide et battue. C'est tout particulièrement dans la gravelle urique que nous constatons l'efficacité sérieuse des silicates alcalins, du chlorure de lithium et du borate de soude, qui tous favorisent la dissolution de l'acide urique. Le meilleur moyen adjuvant, lorsqu'on en veut rechercher, consiste dans des bains prolongés au Rocher et des douches tempérées ou écossaises portant sur tout le corps et spécialement sur la région lombaire. Les douches facilitent l'excrétion rénale et les bains, en augmentant la quantité d'urine, facilitent et renouvellent la miction, qui emporte les matières excrémentitielles fournies par les reins.

X

Rhumatisme goutteux et goutte.

Nous ne parlerons pas ici du rhumatisme sans complication goutteuse, qui se traite à Cauterets par divers procédés empruntés à presque tous les établissements de la station. Nous rappellerons seulement ce que nous avons dit au commencement de ce travail, c'est que certaines circonstances, celle par exemple où il existe une tendance congestive vers le cerveau, celle où le malade urine peu, exigent le concours de l'eau de Mauhourat, dont la puissance d'action sur les reins produit une dérivation nécessaire.

Mais, dans la goutte et le rhumatisme goutteux, au contraire, l'eau de Mauhourat seule devra être prescrite, car l'usage interne des autres sources pourrait produire, produirait des effets désastreux, par l'intermédiaire des éléments sulfureux qui s'y trouvent en quantité plus grande et par le défaut ou par le quasi-défaut des principes diurétiques qui rendent Mauhourat si précieuse. Nous avons

le droit de parler aussi affirmativement, non parce
que nous avons traité des malades atteints de
goutte ou de rhumatisme goutteux par les eaux les
plus sulfureuses de Cauterets, mais parce que nous
avons vu des malades qui, après s'être soignés tout
seuls de cette façon, en ont éprouvé des accidents
et sont venus nous demander conseil.

Depuis trois ans, nous avons eu l'occasion assez
souvent répétée de rencontrer des rhumatismes goutteux et des cas de goutte, articulaire ou viscérale. et,
nous souvenant des expériences de notre distingué
prédécesseur, M. le docteur Gouët, nous avons prescrit le traitement par l'eau de Mauhourat. Nous avons
souvent eu sujet de nous en féliciter ; dans un
certain nombre de cas, alors que les articulations
étaient ankylosées et envahies par des tophus, nous
avons obtenu une amélioration peu sensible ; lorsque
ces mêmes articulations étaient moins engorgées et
qu'elles pouvaient exécuter encore des mouvements
même très-bornés, nous obtenions un résultat plus
avantageux ; dans le cas d'une simple poussée articulaire ambulante, à forme chronique et peu douloureuse, nous arrivions à rendre le mouvement complet à l'articulation malade.

Dans ces divers cas, il faut agir avec prudence.
Si l'on craint l'élément sulfureux de Mauhourat, on
doit commencer par la faire boire froide et désulfurée ; peu à peu, le malade voit sa situation s'amen-

der ; c'est alors qu'on peut employer l'eau avec la
température et la sulfuration qu'elle présente au
griffon.

Si l'on croit possible l'intervention des douches
ou des bains, on pourra prescrire ces moyens externes ; mais, ici encore, il est nécessaire de montrer
une grande circonspection quand on n'a pas l'habitude de l'hydrothérapie : nous avons vu un confrère
espagnol se traiter par la grande douche des Œufs,
avec le jet plein et tempéré ; il voulait produire une
révulsion sur la peau, mais il ne réussit qu'à augmenter la poussée qui avait paru sur l'une des articulations du gros orteil droit et il fut obligé de gar-
der le lit, en proie à de vives souffrances. Il est bon
de ne prescrire que des bains peu excitants comme
ceux de Rieumiset ; ils ont l'avantage de favoriser la
diurèse et ils exercent sur l'articulation malade une
action émolliente. Quant aux douches, on peut les
ordonner, mais il faut qu'elles aient une force de
percussion très-modérée, autrement on risque de
provoquer sur une autre articulation, éloignée ou
voisine de celle qui est malade, une manifestation
aigüe de la goutte ; il faut qu'elles portent sur tout
le corps, mais non sur le point malade, car, sans
cette précaution, il se produirait dans l'articulation
malade une fâcheuse exacerbation ; elle doit être
tempérée, parce que, chaude, elle produirait des
effets analogues à ceux d'une douche trop percutante

et, froide, elle causerait le déplacement, la repercus-
sion de la poussée articulaire sur un organe des
cavités splanchniques.

Quant la goutte se présente sous la forme viscérale,
on peut agir avec plus de vigueur, ici l'on n'a plus
à craindre autant une poussée articulaire, nous ajou-
terons même qu'il est quelquefois nécessaire, pour
dégager le viscère malade et lui rendre sa fonction
normale, de rappeler le principe morbide sur un
article. Nous avons eu plusieurs fois l'occasion
de rechercher ce résultat, à cause du pitoyable
état de marasme auquel étaient arrivés nos malades.
En 1872, nous avons dirigé le traitement d'une personne qui présentait les symptômes suivants : anémie, teint terreux, facies amaigri, appétit presque
nul, digestion difficile, indigestions fréquentes,
pyrosis, éructation, météorisme causant des douleurs
vives au niveau du colon transverse, douleur épigastrique tantôt spontanée, tantôt éveillée par la pression, urines claires, constipation habituelle. Nous
avons dit plus haut, à propos de la dyspepsie, que
nous parlerions de la forme goutteuse : nous faisions
allusion à ce fait et à plusieurs autres du même genre.

Le malade nous ayant affirmé avoir de temps à
autre une poussée articulaire plus spécialement sur
l'articulation tibio-tarsienne gauche, nous commençons par lui faire prendre des douches en faisant porter le jet un peu plus sur cette articulation que sur le

reste du corps ; à la seconde douche, une poussée modérée se manifeste. Nous supprimons alors ce moyen et nous mettons le malade à l'eau froide de Mauhourat pendant trois jours ; dès que les urines commencent à devenir abondantes et à se charger d'urates, nous le faisons boire à la source même sans employer aucun adjuvant. Après une saison de trente jours, la dyspepsie, déjà affaiblie par la poussée articulaire, avait presque cessé, et l'articulation elle-même, tout en conservant un faible empâtement, n'était pas douloureuse, en sorte que le malade pouvait se promener.

Cette personne est revenue à Cauterets l'an dernier, en 1873 ; elle avait passé un hiver bon sous le rapport de l'estomac et avait eu une faible manifestation sub-aigüe à l'articulation dont nous avons parlé. Nous avons recommencé le traitement interne par Mauhourat et prescrit des bains de piscine, afin d'user la goutte, comme disait le malade, c'est-à-dire afin de favoriser les opérations ultimes de la nutrition et de provoquer l'expulsion des urates.

Dans certaines formes de la goutte ou du rhumatisme goutteux, nous ordonnons de l'eau de Vichy naturelle pendant le repas, afin d'ajouter à l'influence dissolvante de Mauhourat l'influence du bicarbonate de soude qui augmente l'alcalinité du sang et par suite rend alcalines les sécrétions naturellement acides. Mais, dans les cas de cachexie goutteuse prononcée ou lorsqu'un malade a abusé des alcalins, nous proscrivons au contraire l'eau de Vichy et nous cherchons à relever les forces par l'eau de Mauhourat, qui réveille l'appétit et facilite la digestion, tout en produisant une salutaire diurèse.

XI

Dermatoses et herpétisme.

Dans notre ouvrage sur les *Eaux de Cauterets*, nous avons déjà parlé des effets que produisent les eaux sulfureuses employées contre les dermatoses. Nous ne voulons parler ici que des cas dans lesquels l'eau de Mauhourat peut produire des résultats plus marqués que les autres sources de notre station et de ceux dans lesquels elle peut être employée comme adjuvant. Il est des maladies de la peau qui tiennent à des causes externes, par exemple l'intertrigo du scrotum et des aisselles, le prurigo, le pityriasis capitis. Ces affections sont guéries par les bains les plus faibles, comme les eaux du Rocher et de notre Petit-St-Sauveur, aidés de l'eau de Mauhourat prise à haute dose en boisson. En général, les dartres humides, comme l'eczéma, l'ecthyma, exigent au contraire des soins assez variés, quant au mode extérieur ; mais l'indication de Mauhourat à l'intérieur est formelle. C'est dans ces cas spéciaux que ses qualités apparaissent au complet : ses éléments sulfureux, en portant dans toute l'économie une excitation favorable, modifient les conditions générales de la nutrition et en activent le fonctionnement, pendant que les silicates et les autres principes diurétiques qu'elle tient en dissolution produisent sur les reins une puissante dérivation. Lorsque ces maladies chroniques présentent une forme sub-aigüe, il vaut mieux administrer l'eau de Mauhourat sans aucun adjuvant minéral ; lorsqu'au contraire la forme en est presque indolente ou sans prurit, on peut avec avantage avoir recours aux bains fortement sulfurés des Pauze ou de César, et, à mesure que le caractère torpide fait place à une légère excitation, il convient de passer successivement par des bains de force décroissante et même quelquefois de les suspendre complètement.

Dans les dermatoses sèches tenant à des causes internes, telles que le régime épicé, les boissons alcooliques, etc., nous avons souvent employé dès l'abord l'eau de Mauhourat à hautes doses, conjointement avec l'eau de César ou des Pauze ; à l'extérieur, nous prescrivons les bains du Rocher, des Œufs, ou du Petit-St-Sauveur, lorsqu'il y a des démangeaisons vives, les bains de César ou de Pauze, quand il n'en existe pas.

Lorsque nous avons affaire à des maladies de la peau résultant d'un état général herpétique, nous associons toujours à l'eau de Mauhourat en boisson, l'eau de César ou l'eau de Pauze, pendant toute la durée du traitement. Toutefois, nous faisons exception dans certains cas, par exemple lorsque le sujet présente en même temps des dispositions goutteuses; il faut alors s'en tenir à Mauhourat. Cette simultanéité d'emploi est nécessaire, parce que l'eau de Mauhourat est trop peu sulfureuse ; l'emploi des autres sources est surtout indiqué ici, parce que leur action plus puissante devient, entre les mains du médecin, un agent perturbateur qui modifie profondément la constitution, fortifie l'organisme contre les dispositions morbides, modifie et use la maladie. Ici, l'eau de Mauhourat remplit un rôle encore important en débarrassant le sang des produits excrémentitiels et en prévenant l'accumulation des matériaux qui proviennent des désassimilations. Elle sert en même temps de contre-poids aux sources fortes, puisqu'en facilitant l'urination ou en la provoquant, elle ouvre une soupape aux mouvements congestifs suscités par ces agents énergiques. Sans son emploi concourant, il pourrait se produire une poussée inflammatoire soit sur la muqueuse pulmonaire, soit sur les articulations, soit les enveloppes du cerveau, et même une érosion des vaisseaux qui parcourent la substance de cet organe ; la manifestation herpétique de la peau pourrait elle-même passer à l'état sub-aigu, ce qui ferait souffrir le malade et retarderait son traitement.

Il est une dyspepsie qui est sous la dépendance de l'herpétisme : tantôt elle existe depuis longtemps et sans cause apparente, sans même qu'il y ait jamais eu de poussée à la peau ; tantôt, au contraire, elle débute tout d'un coup et il se trouve que son apparition coïncide avec la suppression d'une dartre. Lorsque le médecin apprend du malade qu'il avait un eczéma ou un psoriasis et que cette maladie a disparu, le diagnostic est facile ; mais, lorsque rien ne peut donner la clef de l'existence de la dyspepsie, il devient très-obscur. C'est alors qu'il faut interroger le patient avec la plus grande attention, afin de ne pas attribuer l'état de la digestion à une cause illusoire. Dans le premier cas, on formule de suite le traitement, dont l'eau de Mauhourat constitue le fonds ; en même temps, on prescrit des douches puissantes sur tout le corps et particulièrement sur le point où siégeait auparavant la manifestation dartreuse, afin de la réveiller et de faire cesser la dyspepsie au plus vite. Dans le second cas, on se voit obligé de tâtonner quelques jours en se contentant de Mauhourat et en donnant des bains un peu excitants, comme ceux de César, ou bien des douches tempérées à jet brisé aux Œufs ou à César. Il est rare, lorsque le sujet est vraiment herpétique, qu'il ne se produise pas alors une dermatose, dont l'apparition fait encore disparaître la maladie gastro-intestinale.

Quand cette poussée sur l'enveloppe cutanée a fini par se montrer, on s'occupe alors du traitement général de la diathèse et on a recours aux moyens divers dont nous avons parlé plus haut.

Voici un cas bien remarquable de dyspepsie herpétique. M. X., avocat à Paris, envoyé à Cauterets par M. le docteur Leven, s'adresse à nous. Dans son enfance, il a eu à la face une éruption dont il ne se rappelle ni le nom, ni la nature. Il ne connaît rien d'herpétique chez ses parents, mais il affirme que sa mère a eu, comme lui, les symptômes gastriques suivants : appétit considérablement diminué, constipation, douleur au creux épigastrique, éructations continuelles, pyrosis très-fort, crampes de l'estomac excessivement violentes, vomissements fréquents et très-copieux d'un liquide presque incolore, parfois glaireux. Cet état, quand il apparaît, dure de longues périodes, variant de un mois à quelques jours. Le malade a eu dans l'année 1868 sa première attaque, qui a duré un mois ; en 1870, attaque de trois semaines en mai et en octobre ; en 1871, attaque de trois semaines au mois de mars. Cette année-là, il est envoyé à Vichy. En juin 1871, attaque qui dure un mois ; à la fin de l'année,

autre crise qui dure quinze jours. En 1872, M. X.
va faire une saison à Bournig, en Suisse, et séjourne
quelque temps à Aix, en Savoie, en suivant un petit
traitement par l'eau sulfureuse. Depuis l'été de
1872, le malade a bon appétit, peu de constipation,
et digère bien. Il vient actuellement à Cauterets
(nous parlons au moment où il nous consulte, le 22
août 1873) pour se promener et nous demande s'il
peut boire de l'eau sulfureuse sans risquer de provoquer ses anciennes crises. En ce moment, il a du
pityriasis capitis ; le teint est terreux.

Après un examen attentif, tenant compte du pityriasis capitis et nous rappelant qu'il a eu dans son
enfance une éruption à la face, nous lui prescrivons
de l'eau de Mauhourat en commençant par un quart
de verre et en conseillant d'augmenter peu à peu
jusqu'à un verre et demi. Les quatre premiers
jours, nous lui faisons prendre à César une grande
douche tempérée, de 10 minutes, portant sur tout
le corps. Il se produit alors sur tout le devant de la
poitrine un pityriasis très-abondant et causant de
vives démangeaisons. Alors, mis sur la voie et
tout à fait certain du diagnostic, nous augmen-
tons les doses de Mauhourat et nous faisons prendre
des bains de natation alternant avec la douche ; la
douche maintient l'éruption, le bain en tempère
l'acuité et, par la gymnastique qu'il occasionne,
tend à produire sur l'économie une heureuse in-

fluence ; l'eau de Mauhourat excite l'appétit, facilite la digestion et débarrasse le sang des déchets de l'organisme qui contribuaient à renforcer l'état morbide général.

Quoi qu'il en soit, nous avons vu ce malade l'hiver suivant (en avril 1874), il avait un teint excellent et, de maigre qu'il était antérieurement, il avait acquis une santé florissante.

XII

Syphilis constitutionnelle.

Lorsque les malades viennent nous consulter pour une syphilis dont les accidents se révèlent aux sens du médecin, le traitement est assez facile à instituer. Dans ce cas, on commence par tenir compte de la période de la maladie, afin d'administrer, conjointement avec nos eaux sulfureuses, le médicament indiqué (bi-chlorure ou bi-iodure de mercure, iodure de potassium, etc.), pour le cas où le malade n'aurait pas fait un bon traitement ou bien aurait suspendu malencontreusement les prescriptions de son médecin traitant. En pareille circonstance, les eaux sulfureuses ne sont pas un antidote de la diathèse, mais elles permettent, en remontant les forces de l'organisme et en lui donnant plus d'aptitude à l'absorption et à l'excrétion, de rendre le médicament spécial beaucoup plus efficace et plus promptement efficace.

Parmi les sources variées de la station, Mauhourat rend dans ce sens des services signalés, quoiqu'elle ne soit qu'un moyen accessoire, tandis que César et Pauze, ou même la Raillère, sont, à cause de leur forte sulfuration, les agents principaux. Ici, Mauhourat, en baignant l'estomac et en facilitant la digestion, prévient la fatigue gastrique qu'occasionnent si souvent les préparations mercurielles ou iodiques; par sa rapide endosmose à travers le réseau veineux de la muqueuse digestive, elle rend plus complet et plus rapide le passage du principe médicamenteux dans la masse du sang; par son action diurétique, enfin, elle débarrasse vite l'organisme de l'agent altérant, ainsi qu'on le peut constater en examinant les urines. L'absorption du médicament est facile à concevoir, puisque nous avons l'habitude de le prescrire au moment où l'on boit l'eau minérale, et même mêlé à l'eau quand il est sous forme de sirop.

Outre cette action multiple dont nous parlons, Mauhourat peut en exercer une autre, aussi puissamment que César ou Pauze; nous voulons parler de la diaphorèse abondante qu'elle provoque par sa température, lorsqu'on en boit une quantité assez abondante, par exemple deux verres coup sur coup. Dans la syphilis constitutionnelle, on peut, si le malade ne présente aucune contre-indication tirée de dispositions idiosyncrasiques fâcheuses ou d'affections concomitantes, prescrire la boisson minérale à des doses élevées ; il nous est personnellement arrivé d'en faire boire quatre et cinq verres par jour à des malades dont l'estomac ne pouvait supporter ni César, ni Pauze. Nous voulions, par la quantité d'eau ingurgitée, atteindre, au moyen des sulfureux, un certain degré d'action que n'aurait pu nous procurer Mauhourat à doses moyennes ; par ce procédé, nous arrivions d'abord à notre but, et en même temps nous mettions à profit l'action excitante et les effets sudorifiques de la température de 50 degrés que présente la source.

Nous voyons souvent des malades atteints de syphilis constitutionnelle qui sont dans un véritable état de marasme pour avoir abusé du mercure ; la cachexie mercurielle les étreint, ils sont en proie à l'anémie, et les manifestations de la diathèse sont ainsi compliquées par l'action nocive du médicament. Dans ces cas, l'eau de Mauhourat vient encore corroborer l'action de la source de César ou de la source de Pauze, en stimulant les fonctions du tube digestif et en déchargeant l'économie des matériaux provenant des combinaisons ultimes de la nutrition.

Lorsqu'on veut chercher à produire chez un ancien syphilitique les manifestations d'une diathèse que l'on a des motifs de ne pas croire complètement éteinte, il ne faut pas songer à prendre Mauhourat comme agent provocant, comme pierre de touche ; il en est de même lorsque l'on a affaire à une affection de la peau dont le caractère syphilitique est douteux. Dans ces cas-là, il faut recourir aux plus fortes sources de la station, et encore convient-il d'ajouter à leur action interne la prescription des procédés les plus vigoureux à l'aide desquels on les applique au dehors.

XIII

Débilités, chloro-anémie.

A la suite de tout ce que nous avons dit sur la composition chimique des eaux de Mauhourat, il est tout naturel de penser qu'elle doit influer favorablement et influe positivement sur les états de chloro-anémie et sur les tempéraments débiles. Les sujets naturellement délicats ou fatigués par de graves maladies, aigües ou chroniques, actuelles ou disparues ; les sujets, en un mot, qui sont sous le coup de l'épuisement, que ce soit un simple nervosisme ou l'état adynamique, l'asthénie ou l'anémie, peu importe, se trouvent admirablement du traitement par l'eau de notre source. Bientôt, sous l'influence de cette boisson minérale, les fonctions digestives se relèvent et, après elle, les fonctions de la circulation et de la respiration. L'assimilation des aliments est plus complète, les fonctions de la nutrition se font avec plus de régularité et d'harmonie et l'on voit disparaître graduellement la petitesse et la mollesse du pouls, les sueurs froides, les lipothymies; la peau reprend une coloration plus riche, les muscles reprennent leur contractilité, l'apathie fait place au déploiement d'une certaine vigueur physique, le cerveau recouvre l'intégrité de ses fonctions auparavant assoupies, le malade revient à la santé.

Combien de convalescents de maladies longues et pénibles, comme les fièvres des pays chauds, la fièvre typhoïde, le rhumatisme articulaire, etc., n'avons-nous pas vus chercher à la précieuse buvette le breuvage fortifiant! Que de jeunes gens et d'hommes murs fatigués par des excès en rapport avec leur âge, que de femmes énervées par l'existence entraînante des villes viennent boire l'eau de Mauhourat pour retremper leurs forces, et reprennent ensuite les mêmes habitudes et les mêmes entraînements pour demander de nouveau, l'année suivante, les mêmes services à la même source !

Dans tous ces états, il faut s'adresser à la fois à

l'estomac et à l'organisme pris dans son ensemble. C'est ici que nous pouvons parler de la dyspepsie des anémiques. En guérissant la fonction digestive, on procure au malade des forces nouvelles, l'assimilation des aliments fait disparaître l'épuisement; mais, d'autre part, en traitant l'économie tout entière par des moyens appropriés, en relevant les forces générales, on rend aux organes de la digestion leur puissance normale : l'endosmose des éléments analogues à ceux du sang, c'est-à-dire des éléments assimilables, se fait mieux à travers le réseau veineux de la muqueuse; l'absorption du chyle, facilitée par les mouvements plus énergiques de l'intestin, devient plus complète et plus rapide.

Ce résultat complexe est vainement cherché par les médecins qui se contentent de prescrire les analeptiques isolément, car le fer n'est pas absorbé, la viande n'est pas digérée, à cause de l'appauvrissement du sang et du peu de ressort des organes digestifs; de même, c'est en vain que l'on prescrit des excitants généraux sans en faire suivre l'application par l'emploi des analeptiques. L'eau de Mauhourat est un excellent moyen de stimuler les fonctions digestives; mais, si elle suffit dans les cas peu sérieux, elle est insuffisante dans les cas graves : il est nécessaire alors de joindre à son usage les bains légèrement excitants, surtout les bains de piscine, les douches d'abord tempérées, puis écossaises et enfin froides. Lorsque l'eau de Mauhourat a diminué la masse séreuse du sang par une diurèse convenable et augmenté l'appétit, lorsque les douches et les bains ont accéléré la circulation capillaire, tout le cortége des symptômes de l'épuisement s'évanouit, les aliments, bien absorbés, ont porté partout les bases véritables de la vie, de la santé.

Pendant cette médication minérale, locale et générale, le fer, s'il a été prescrit, est mal supporté et peu absorbé dans les premiers temps, puis son assimilation devient plus facile et il peut rendre alors les services qu'on lui a demandés souvent sans succès avant l'usage des eaux.

XIV

Scrofule et phthisie.

Si l'eau de Mauhourat rend des services dans les débilités, dans les épuisements, il est tout naturel de penser qu'elle en peut rendre également dans la diathèse scrofuleuse et dans la phthisie.

Les enfants lymphatiques et scrofuleux qui viennent tous les ans en grand nombre à Cauterets en tirent un grand bénéfice. Nous avons eu l'occasion de soigner beaucoup de personnes de tout âge atteintes de diverses manifestations scrofuleuses tantôt légères, tantôt profondes, et nous avons retiré des résultats avantageux de l'emploi combiné des eaux de César et de Mauhourat à l'intérieur, des douches et des bains de piscine à l'extérieur.

Nous ne disons pas que la scrofule est guérie par les eaux de Cauterets, mais nous affirmons qu'on y peut guérir ses manifestations même sérieuses.

Pour ce qui regarde la phthisie, nous pouvons déclarer que l'eau de Mauhourat, non-seulement est moins désagréable et plus facile à supporter pour les malades, mais encore peut être utilisée lorsque la maladie est très-avancée et qu'il existe une grande débilitation générale.

Un de nos confrères a émis, cette année, comme tous les ans, une théorie bien hasardée et l'on peut dire bien singulière dans l'état actuel de la science. Sous le prétexte que M. Champouillon a prouvé par des expériences que le silicate de soude jouit de propriétés antiputrides, qu'il assainit les suppurations aussi sûrement que l'acide phénique ou la créosote, désinfecte les matières fétides entraînées par la suppuration et agit dans la cystite chronique, catarrhale, purulente ou hémorrhagique, en s'opposant à la décomposition de l'urine dans la vessie, ce médecin a fait une assez longue monographie, dans laquelle il se livre à toutes sortes de considérations sur la phthisiologie, sur la curabilité de la phthisie, sur le mode d'action des eaux sulfureuses dans la phthisie, puis conclut de tous ses dires que l'eau de Mauhourat jouit, elle aussi, de propriétés antiputrides, dues au silicate de soude qu'elle contient, et qu'elle a dans les phthisies avancées une action catalytique qui vide les cavernes.

Nous ferons remarquer en passant que notre confrère, qui intitule son travail : *la phthisie pulmonaire, effets de l'eau silicatée sulfureuse de Mauhourat dans cette maladie,* emploie soixante-huit pages sur soixante-dix-neuf à ses entrées et à ses hors-d'œuvre, et, sur les onze pages qui restent, il en consacre plusieurs à des observations peu probantes et à la description des propriétés physiologiques et thérapeutiques du silicate de soude.

Mais le plus plaisant en ceci, c'est que, après avoir parlé de la phthisie sur tous les tons pour affirmer que l'eau de Mauhourat amende la phthisie à l'état purulent, grâce au silicate de soude, l'auteur écrit tout aussitôt : « au reste, que l'action anticatalytique de l'eau de Mauhourat tienne à la présence des silicates qui entrent dans sa composition ou à toute autre cause, elle n'en existe pas moins, elle n'en est pas moins prouvée par l'observation. » Ce n'était vraiment pas la peine de couper la queue à son chien pour en arriver à cette conclusion.

Nous ne voulons pas suivre ce médecin dans une

voie aussi extraordinaire ; nous nous contenterons de citer ici les lignes suivantes, écrites par M. le docteur Mascarel (1) : « Tous les états organopathiques qui sont situés au-dessous du diaphragme sont en général du ressort des eaux alcalines, tandis que ceux qui sont situés au-dessus de cette cloison curviligne et qui forment comme la base de cet autre département qu'on appelle la poitrine, réclament à la fois et les eaux sulfureuses et les eaux alcalines. »

L'eau de Mauhourat est justement sulfureuse et alcaline tout ensemble, trop peu sulfureuse pour exposer aux inconvénients de la Raillère et des Eaux-Bonnes dans la phthisie avancée, assez alcaline pour imprimer à l'organisme une activité fonctionnelle perdue depuis longtemps.

A ce titre, elle est susceptible de provoquer un mouvement critique, qui peut être le point de départ d'une cicatrisation qu'aucun autre procédé thérapeutique ne saurait amener.

(1) Des indications et des contre-indications des eaux thermales dans le traitement des maladies de poitrine, par Mascarel. Paris, 1874, J.-B. Baillère et fils.

NOTA.

L'eau de Mauhourat n'ayant pu être jusqu'à présent utilisée en bains, nous n'avons pas voulu, à l'occasion des diverses maladies dont nous avons parlé dans ce travail, dire d'une manière absolue que son usage sous cette forme doive être prescrit; mais, en raisonnant par analogie, nous croyons que l'unité d'action de cette eau existe, qu'elle agit aussi bien sur la peau qu'à l'intérieur, et, en comparant son pouvoir curatif à celui de Plombières, nous sommes amenés à croire qu'elle produit des résultats aussi avantageux.

Il nous semble que l'eau de Mauhourat, administrée sous forme de bains et de douches, produira des effets encore plus marqués que ceux dont nous avons parlé, lorsqu'on aura à traiter les dyspepsies, les rhumatismes goutteux, les dermatoses, les maladies des voies urinaires que nous avons mentionnées dans ce travail. Nous insistons donc auprès de la compagnie fermière de Cauterets pour qu'elle se hâte de démolir la buvette actuelle de Mauhourat et qu'elle construise, au même endroit ou sur tel autre point qui lui conviendra, un établissement dans lequel on puisse suivre, avec l'eau de cette source précieuse, un traitement à la fois interne et externe.

TABLE DES MATIÈRES

Pages.

Avant-propos.   3

PREMIÈRE PARTIE.

I.   Source et buvettes de Mauhourat, qualités physiques de l'eau   7

II.   Qualités chimiques. 10

III. Effets physiologiques et pathogéniques. 15

IV. Effets thérapeutiques. — Comparaison de Mauhourat avec Plombières. 17

V.   Emploi de Mauhourat comme agent principal ou accessoire de traitement. 21

VI. Emploi de l'eau de Mauhourat froide à Cauterets, son exportation au loin. 23

VII. Mode d'emploi et doses. 27

DEUXIÈME PARTIE.

VIII. Dyspepsie et diverses affections de l'appareil digestif 31

IX. Affections de l'appareil urinaire. 47

X.   Rhumatisme goutteux et goutte. 53
XI.   Dermatoses et herpétisme. 58
XII.   Syphilis constitutionnelle. 64
XIII.   Débilités, chloro-anémie. 67
XIV.   Scrofule et phthisie. 70